CONGRÈS INTERNATIONAL
D'HYDROLOGIE, DE CLIMATOLOGIE ET DE GÉOLOGIE

SIXIÈME SESSION — GRENOBLE 1902

DE LA

DOUBLE CURE HYDRO-MINÉRALE

ET

THERMO-BALSAMIQUE

DANS LE

Traitement des affections des organes génito-urinaires
et des affections arthritiques

PAR

LE Dr BENOIT DU MARTOURET

GRENOBLE

IMPRIMERIE ALLIER FRÈRES

26, Cours de Saint-André, 26

1902

ÉTABLISSEMENT

Thermo-Résineux et Hydro-Minéral

A DIE (DROME)

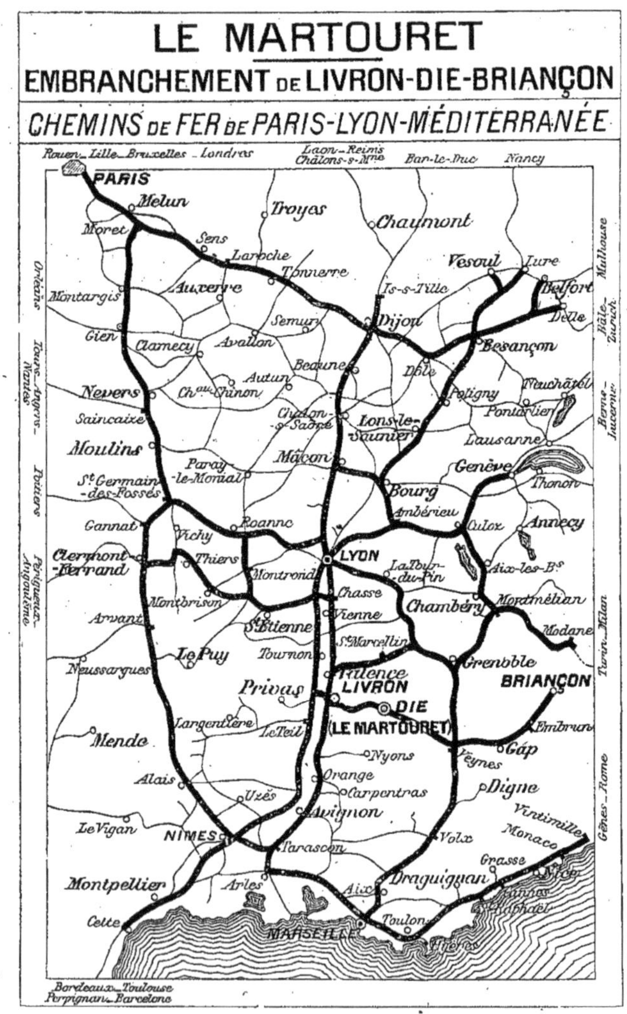

DE LA DOUBLE CURE HYDRO-MINÉRALE

ET THERMO-BALSAMIQUE

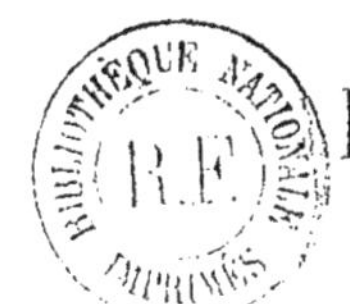

DANS LE

Traitement des affections des organes génito-urinaires et des affections arthritiques

Après avoir dépouillé la médication balsamique-thermo-résineuse de la tare de l'empirisme et l'avoir soustraite à l'usage des fours qui la rend si dangereuse et si incompatible avec le bon fonctionnement des organes internes, du cœur en particulier, nous avons pu la réglementer dans ses moindres actions et lui assigner une place des plus importantes dans la thérapeutique générale.

Les résultats merveilleux qu'elle obtient, depuis plus d'un demi-siècle, dans les affections arthritiques, à l'*Établissement thermo-résineux et hydro-minéral du Martouret, à Die (Drôme)*, sont tellement répandus aujourd'hui que je crois superflu de vous les rappeler. Les médecins connaissent maintenant son mode d'action, savent que les vapeurs résineuses agissent en accroissant les phénomènes d'oxydation, en transformant les éléments de glycocole, que les acides benzoïque et cinnamique, une fois absorbés, se combinent dans l'organisme, en entraînant, sous forme d'acide hippurique, une partie de la matière première de l'acide urique, et n'ignorent plus qu'une température élevée est un danger.

Tous ces effets sont dus aux vapeurs sèches provenant des *huiles essentielles de la résine vierge des copeaux frais de pin Mugho,* émises sous l'influence de la chaleur, et dont les principes balsamiques (térébenthine, acide benzoïque, acide cinnamique etc..) ont une spécificité depuis longtemps reconnue.

Mais, ce que nos confrères savent peut-être moins, c'est que l'application de ces vapeurs sèches qui s'était bornée jusqu'à ces dernières années exclusivement à l'arthritisme, aux affections occasionnées par un excès d'acide urique dans l'économie : la goutte, les rhumatismes, les névralgies, la sciatique, etc... — fait que j'ai signalé au Congrès de Médecine de Lyon [1] — s'est étendue avec le plus grand succès aux affections génito-urinaires.

Il appartenait à notre éminent président du Congrès, le professeur Albert Robin, membre de l'Académie de Médecine, qui a fait depuis longtemps des études spéciales cliniques sur la médication balsamique, notamment à l'hospice des ménages, de mettre en lumière la valeur thérapeutique des vapeurs résineuses du pin Mugho dans le traitement des affections des organes génito-urinaires.

Il a fondé ainsi une médication nouvelle, applicable *aux pyélites*, qu'il a enlevées à la chirurgie, au moins à leur début, pour les faire rentrer dans le domaine médical.

Le professeur A. Robin, dans une de ses leçons magistrales de thérapeutique, à l'hôpital de la Pitié, s'exprime ainsi sur la médication balsamique externe [2] : « J'ai retiré les meilleurs effets de cette médication « externe, et surtout de la cure à l'*Établissement du Martouret, à Die* « (*Drôme*), où le Dr Benoît a organisé un système intéressant de bains « de vapeurs à l'essence de *pin Mugho*. L'action de ces bains est des plus « favorable, et j'ai, plus d'une fois, obtenu des résultats inattendus, chez « des malades qui avaient inutilement pratiqué les médications précé- « dentes et pour lesquels l'intervention chirurgicale semblait l'unique « ressource. »

Nous n'ajouterons rien à ces paroles du maître que notre expérience ne fait que confirmer : en effet, ce traitement agit d'une façon multiple :

1° *Il excite et rétablit la fonction de la peau dont l'état a, comme on le sait, un retentissement énorme sur les affections des reins ;*

2° *Il introduit dans le sang des substances balsamiques ayant sur les reins eux-mêmes un effet topique et salutaire,* **sans jamais les irriter,** *ainsi que le prouve la diminution constante de l'albumine, quand elle existe chez les malades ;*

3° *Il modifie, dans un sens favorable, la composition des urines, d'où ses*

---

[1] *Congrès Français de Médecine interne* (octobre 1894), Lyon.
[2] *Bulletin thérapeutique,* 1897, page 346.

effets incontestables dans le traitement des affections des organes génito-urinaires.

Les résultats obtenus depuis dix ans sont tellement encourageants, que nous n'hésitons pas à proposer au corps médical, comme traitement de choix, **la double cure thermo-balsamique et hydro-minérale,** maintenant que nous pouvons les associer dans la même station : l'*Établissement thermo-résineux et hydro-minéral du Martouret, à Die (Drôme).* Cette dernière cure, complément et auxiliaire de l'autre, se pratique comme à Évian, ou les stations similaires, avec la source *La Virginale,* qui est la propriété de l'Établissement du Martouret, et c'est ainsi que les malades ont un double effet.

La source **La Virginale** est claire, limpide, incolore, sans goût, très agréable. Sa température oscille entre 11 et 12 degrés centigrades; elle est fortement aérée. Elle est non seulement similaire des eaux savoisiennes, mais elle s'en distingue, à son avantage, par une minéralisation encore plus faible que celle de la plus réputée.

> 252 milligr. source *La Virginale*.......... par litre.
> 321 milligr. source *Cachat*..............   id.

Il est facile, du reste, de s'en convaincre par l'analyse comparative suivante, faite dans les laboratoires de la Faculté de Médecine de Lille, par le professeur H. Lescœur.

ANALYSE CHIMIQUE COMPARATIVE DE L'EAU DU MARTOURET,
SOURCE « **La Virginale** », ET DE L'EAU D'ÉVIAN, SOURCE « CACHAT »

	Source « La Virginale » par litre	« Source Cachat » par litre
Résidu à 175° environ................	252 milligr.	321 milligr.
Résidu au rouge....................	220 —	
Carbonate de chaux..................	117,5 —	196 —
Carbonate de magnésie..............	54,2 —	81 —
Acide sulfurique des sulfates SO^4......	24,7 —	8,2 —
Chlore des chlorures.................		1,8 —
Acide nitrique des nitrates AzO^3........		0,2 —
Dureté temporaire évaluée en calcum...	5,8 —	
Sels alcalins neutres en sodium.	7,8 —	5,8 —
Ammonium	0,7 —	

RÉCAPITULATION

	Source « La Virginale » par litre	« Source Cachat » par litre
Sels solubles, sulfates alcalins et terreux.	39 milligr.	16 milligr.
Précipité à l'ébullition, carbonates de chaux et de magnésie..................	171,7 —	227,6 —
Perte au feu, matières organiques et volatiles.........................	32 —	27,4 —
Non dosé..........................	9,3 —	
Total égal au résidu à 175°.......	252 milligr.	321 milligr.

APPRÉCIATION

Cette eau est très pure et bien captée, comme le prouve l'absence de nitrates et d'ammoniaque. Elle est presque exclusivement minéralisée par du carbonate de chaux et de magnésie.

C'est une excellente eau ; s'il y a lieu de la rapprocher de quelque autre, c'est aux sources d'Évian qu'il convient de la comparer ; remarquable surtout par son absence de minéralisation, qui la rapproche du type de « l'eau distillée » et lui donne *un pouvoir dissolvant considérable*.

Lille, le 25 juillet 1899.

Signé : Dr LESCOEUR.
Professeur de Chimie à l'Université de Lille.

La cure hydrique doit se faire de préférence à jeun, avec un entraînement progressif, pour avoir le maximum d'effet d'élimination des déchets de la nutrition. Elle joue un grand rôle chez les goutteux, l'arthritique et l'urinaire, au point de vue de la perméabilité rénale ; quand les reins fonctionnent mal, les accidents se manifestent, et quand ils fonctionnent, on améliore leur état et on prévient les accidents.

L'eau la plus pure et la moins minéralisée est toujours la meilleure, et les eaux alcalines, que l'on emploie un peu à la légère, très souvent ne conviennent pas, car en diminuant l'acidité urinaire, elles peuvent précipiter les dépôts uratiques, qui, n'étant plus maintenus dissous dans le sang, s'accumulent dans l'économie, pour y former des concrétions, tophus, gravelle, calculs, etc.

L'eau de la source **La Virginale,** qu'elle s'adresse soit aux produits uriques, soit aux toxines, est le type le plus parfait des eaux connues jusqu'à ce jour, car, par sa suractivité osmotique, elle les élimine puissamment et, de plus, contribue à empêcher l'altération imminente des globules rouges, qui sont les principaux facteurs des échanges et des combustions. Elle en évite aussi la rétention et par là même l'infection, qui, par sa marche progressive et envahissante, provoque l'altération des organes de la fonction urinaire, amenant dans la suite la pyélite, la néphrite, etc.

Elle est encore un puissant agent éliminateur auxiliaire du foie, organe de fabrication de produits toxiques et dont les vapeurs résineuses augmentent l'activité fonctionnelle et la sécrétion biliaire.

C'est, du reste, par cette théorie que je puis expliquer les merveilleux résultats que nous obtenons dans certains états albuminuriques.

Nous avons déjà publié de nombreuses observations sur ces différents sujets, aussi nous terminons rapidement cette communication par ce résumé.

La caractéristique dominante de notre **double cure thermo-balsamique et hydro-minérale,** exposée en partie au Congrès Français de Médecine interne à Montpellier [1], serait donc :

1° *Une atmosphère médicamenteuse, avec abondance de vapeurs résineuses sèches de copeaux frais de* **pin Mugho,** *sans cesse renouvelées, permettant au malade de se saturer de principes balsamiques et microbicides qui, par leur passage dans les urines, produisent un effet topique.*

2° *Une température modérée, graduée, permettant au médecin de prolonger la durée du bain des malades et de varier, selon les cas, arthritiques ou néphrétiques, les effets de sudation nécessaires,* **sans jamais dépasser la température de 35° à 36° pour la tête** (distinction essentielle à établir entre les autres traitements qui se disent similaires et qu'il importe aux médecins de connaître pour les éviter).

3° *Un accroissement, vis-à-vis de l'acide urique et des urates précipités, de la propriété dissolvante du liquide urinaire, doublée encore par l'absence de minéralisation de l'eau de la source* La Virginale *qui, se rapprochant du type de l'eau distillée, possède un pouvoir dissolvant considérable.*

Une suractivité osmotique augmentée, provoquant des mouvements cellulaires et intercellulaires très actifs et posant d'elle-même l'indication de son emploi.

---

[1] *Traitement médical des pyélites par les bains de vapeurs résineuses sèches de pin Mugho. — Congrès Français de Médecine interne de Montpellier,* octobre 1898.

Elle est indiquée absolument dans tous les cas où il y a utilité de faire la chasse hydrique des calculs microscopiques des tubes urinifères et le lavage des voies génito-urinaires, dans les pyélites, les catarrhes, les suppurations des bassinets, des uretères, de la vessie ; la gravelle, les coliques néphrétiques et les calculs ; reste aux substances balsamiques le soin de modifier la composition des urines par leur action topique et salutaire, d'autant plus grande que leur absorption est facilitée et augmentée par le lavage détersif continu des muqueuses.

En somme, tout arthritique ou tout urinaire qui, par incurie ou par ignorance, ne se préoccupe pas de son état, est voué fatalement aux pires accidents. Tant que ses émonctoires naturels, la peau, les reins, le foie élimineront la quantité d'acide urique ou les toxines qu'il fabrique journellement, il aura peu à redouter, mais le jour où, pour une raison quelconque *(excès de nutrition, hérédité, sclérose, altération d'un organe, état infectieux)*, ces produits, cette **matière peccante** en un mot, ne seront pas éliminés complètement, ou bien, lorsque la production sera en excès pour des reins insuffisants, alors commenceront pour lui des manifestations malheureusement nombreuses et diverses. Il devra recourir sans retard à la double cure que nous proposons et qu'il aurait dû avoir le soin de faire avant ; car *il vaut mieux prévenir que guérir.*

Cette cure, que l'on ne doit pas comparer à la cure théorique des stations balnéaires, a une durée qui peut varier avec la nature de l'affection, l'âge du sujet et aussi, à cause du repos qu'elle peut quelquefois exiger.

DISCUSSION

M. le Dr ALBERT ROBIN, président du Congrès d'hydrologie. — « Je veux mettre en relief un point important de la communication qui vient de vous être lue. C'est l'action toute particulière de la médication thermo-résineuse dans la pyélite. Cette médication m'a souvent permis d'améliorer nos malades et de les arracher à une intervention chirurgicale possible.

Je félicite M. Benoît du Martouret d'avoir attiré l'attention sur ce point.

Il a parfaitement raison aussi d'ajouter à la médication thermo-résineuse l'action d'une eau éliminatrice, d'une eau qui n'apporte rien, mais qui emporte des déchets. »

Extrait de la Conférence faite au Congrès d'Hydrologie de 1902, à Uriage, par le professeur RENAUT, de Lyon.

« Si le mouvement nutritif des formations collagènes est bien effectivement calqué sur celui du bleu de méthyle acide, pour rompre la fixation relative des liquides de la nutrition dans les faisceaux conjonctifs, il faudrait, suivant la théorie, diluer le plasma des espaces conjonctifs par tel artifice qu'on imaginera, abaisser son titre salin dans une certaine mesure, faire ensuite une sorte de chasse, exerçant sur les éléments de la trame conjonctive un large lavage. On peut y parvenir par divers moyens ; et il est assez remarquable que tous ceux-ci ont été jusqu'ici consacrés par l'observation clinique.

« J'en connais du moins un qui vous intéressera, et qui intéresse aussi cette région. En tout cas, il semble bien satisfaire à toutes les indications théoriques. C'est celui que notre collègue et ami le Dr Benoît du Martouret a réglé dans la station qui porte son nom. Par une diaphorèse active, il amorce le courant de décharge, par l'ingestion large d'une eau très pure, du type de Contrexéville, il dilue le plasma sanguin et par son intermédiaire celui des espaces conjonctifs. Du même coup, il introduit dans l'organisme **de puissants mobilisateurs de l'acide urique, les acides de la série aromatique qui en font une combinaison plus soluble,** par conséquent mieux mobilisable par le plama interstitiel dilué par les boissons.

« Il ne me déplaît pas de terminer cette conférence par un tel exemple de concordance entre des données théoriques, en apparence abstruse et de difficile explication, avec ce que nous apprend l'expérience clinique. »

136

www.ingramcontent.com/pod-product-compliance
Ingram Content Group UK Ltd.
Pitfield, Milton Keynes, MK11 3LW, UK
UKHW021017220726
13924UKWH00001B/24